はじめてみよう！
家族看護

はじめに

　この本を手に取ったあなたは、家族のことを臨床でどのように感じているのでしょうか？　家族ってなんだろうって考えることもあるのではないでしょうか？
　また、臨床の現場で、家族に対して看護する時間の余裕はないという現実と向き合いながらも、後悔したことがなかったでしょうか？
　「家族の話をもっと聞いてあげれば……」「患者の思いを家族に伝えたい」「家族の不安を少しでもやわらげたい」など看護師ならこのような感情を持ったことがきっとあるのではないでしょうか。
　それは私たち自身が家族を大切にする文化のもとで生まれ育ったということから、自然に湧き出る感情なのではないでしょうか。

　家族看護学は、すべての看護基礎教育機関で教育されていない現状にあります。また、教育内容もさまざまです。ですので、この本が家族看護学を学ぶ最初となればと思います。
　STEP1 では、家族とはどのようなものかということを学習します。家族って身近なものなので家族のことは知っていると思っているかもしれませんが、さまざまな視点から家族について理解を深めたいと思います。STEP2 では、家族を看護するために必要な姿勢、コミュニケーションについての基礎知識について学習します。家族とどのように話したらいいのかなどで困っているという話をよく耳にします。そのための知識となります。STEP3 では、家族看護実践をするための知識としてモデルと理論を紹介します。少し困ったと思う家族の事例を当てはめると、家族のことが理解できるのではないでしょうか？　理論やモデルは、私たち看護師の実践の糧になるものです。最後に STEP4 では、家族看護の視点で家族事例を読み解いていきます。
　この本は、家族看護のはじめの一歩ですが、皆様の家族看護実践にお役に立てればと思います。

中山　美由紀

本書で学ばれる方へ

　本書は、家族に関する基本的な知識（STEP1）、必要な基本姿勢（STEP2）、アセスメントやケアの根拠となる理論・モデル（STEP3）、そして、アセスメントを統合した家族の全体像の記述（STEP4）で構成されています。

　本書を手に取って学ぼうと考えられた方のこれまでの家族看護の学びの経験や臨床で解決したいと思っている問題により、学び方は様々あると考えられます。
　そこで、学び方の例として以下のものを参考にしてみることを提案します。

①初めて家族看護を学ぶ方、系統立てて学びたい方
　⇒STEP1 から順に学ぶことを推奨します。まず、家族看護の考え方の基本を押さえることが、理論やモデルの深い学びの基礎となるためです。
②基本的な家族に関する知識を既に持っている方、今解決したい問題や知識が明確な方
　⇒STEP3 で、今の問題の解決に必要な理論・モデルから学び、必要に応じて、STEP1、2 で基礎知識を確認することを推奨します。

　今解決したい問題や得たい知識はあるが、どの理論・モデルが適切なのか分かりにくい場合は、代表的な例として以下を参考にして下さい。

➤　個人ではなく、家族という集団だからこその特徴を知って、ケアに生かしたいとき
➤　誰かが病気になると、他の家族も影響を受ける
　　理由を知りたいとき
　　⇒家族システム論

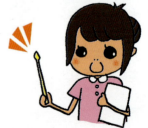

- 家族が今までの発達段階で何を達成し(何を課題として残し)、その歴史を踏まえてこれからの課題に向き合う必要があるとき
- 結婚や出産など人生の節目に、どのような課題があるのかを知りたいとき
 ⇒家族発達理論

- 緊急入院など、家族に危機的な状況を乗り越える必要があるとき
- 危機的状態で「思いを表出する」ためのケアがなぜ意味があるのかなど、危機的状態でのケアの意味を考えたいとき
 ⇒家族ストレス対処モデル

- 治療や療養の方向性、告知の有無など、何かを決める必要があるとき
- 家族として決定しやすくなる条件を整える方法が知りたいとき
 ⇒意思決定モデル

- 退院支援時など、家族内の協力体制を作る必要があるとき
- 「もうこれ以上背負えない」など背負い込んでいる人の負担を減らしたいとき
 ⇒役割モデル

あくまで代表的な問題や悩みの例を挙げましたが、学ぶ人にとっての学びやすさが大切ですので、自分なりの学び方を見つけて、やりがいのある実践につなげていただければ幸いです。

藤野 崇

目 次

はじめに　　　　　　　　　　　　　　中山 美由紀…………… 3
本書で学ばれる方へ　　　　　　　　　藤野　崇 ……………… 4

■STEP1　▶家族って何だろう

- 家族とは　　　　　　　　　　　　　井上 敦子 ……………… 8
- 家族の構造と機能　　　　　　　　　中山 美由紀……………10
- 変化する家族　　　　　　　　　　　井上 敦子 ………………12
- 家族観について考えてみよう　　　　井上 敦子 ………………14
- ワーク　あなたの家族に対する考えをまとめてみよう
- コラム（あなたのメガネと私のメガネ）　井上 敦子 ………………16

■STEP2　▶家族を看護するための基本姿勢を学ぼう

- 家族を看護する目的　　　　　　　　中山 美由紀……………18
- 家族とのパートナーシップの形成　　浅井 桃子 ………………20
- 家族とのコミュニケーション　　　　藤原 真弓 ………………22
- コラム（無知の姿勢）　　　　　　　藤原 真弓 ………………26

■STEP3　▶家族看護の実践に役立つ理論を知ろう

- 家族システム論　　　　　　　　　　山内　文 ………………28
- 家族発達理論　　　　　　　　　　　山内　文 ………………30
- 家族ストレス対処モデル　　　　　　米田　愛 ………………32
- 意思決定モデル　　　　　　　　　　永野 晶子 ………………36
- 役割モデル　　　　　　　　　　　　阿川 勇太 ………………40
- コラム（もっと身近に理論を！）　　山内　文 ………………44

■STEP4　▶家族の全体像をとらえよう

- ジェノグラム・エコマップの書き方　　清水 なつ美……………46
- 事例を用いて家族の全体像をみてみよう　清水 なつ美……………48
- ワーク　あなたの関わった家族のジェノグラム・エコマップを書いてみよう

おわりに　　　　　　　　　　　　　　中山 美由紀……………58

STEP 1

家族ってなんだろう

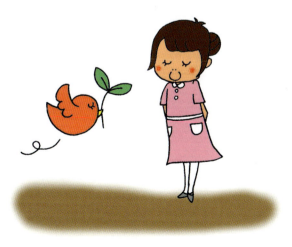

家族とは

○家族とは

　私たちは、日常生活のなかで、身近な家族について、あまり意識することなく過ごしていることも多いのではないだろうか。しかし、意識するしないにかかわらず、生活し育っていくなかで、多くの影響を受けている存在であるといえる。自身や家族メンバーが病気や障害、死に直面したり、新たに家庭を築く時など、改めて家族を意識しなおすものである。"家族看護"を学ぶ前に、"家族"について、考えてみよう。

　広辞苑では、「夫婦の配偶関係や親子・きょうだいなどの血縁関係によって結ばれた親族関係を基礎にして成立する小集団。社会構成の基本単位。」と示されている。フリードマン（Friedman）[1]は、「家族は相互に情緒的に巻き込まれ、地理的に近くで生活している人々（ふたり以上の人々）からなる」とし、文化的背景により、家族についての認識に違いがみられる。

　さまざまな家族の定義や属性から、看護学における家族の概念を構成している特性について、鈴木[2]は、以下のように整理して示している。

① 保育、教育（社会化）、保護、介護などのケア機能をもっている
② 社会との密接な関係をもち、集団として、常に変化し、発達し続けている
③ 役割や責任を分担し、不断の相互作用によって、家族間に人間関係を育成している
④ 結婚、血縁、同居を問わず、家族員であると自覚している人々の集団である
⑤ 健康問題における重要な集団であり、1つの援助の対象である

　このように家族は、さまざまな特性を有し、文化や社会的な影響を受けながら変化していく。それぞれの家族のありのままの変化を"その家族らしさ"として捉えていくことが重要である。

○**家族は揺れ動くモビール**

　家族は、家族内外の変化の影響を受けながら、バランスを取ろうと揺れ動いている。家族メンバーに生じた病気や障害は、家族全体の揺れとなる。家族全体の揺れもまた、家族メンバーの揺れに影響を及ぼすのである。家族の揺れは、病気や障害に限らず、「夫婦として新たに家族のスタートをきる」「子どもの出生によって変化する役割」「子どもの自立や家族メンバーとの死別」など、家族の歴史のなかで繰り返され、その都度、バランスを取り直しながら家族としての発達を遂げていくのである。家族におこる出来事はさまざまであり、バランスのとり方も、家族によって違いがある。

　これらのことを考えると、ヘルスケアは、個人だけを対象とするよりも、家族全体にどのようなことが起こっているのかを俯瞰的に捉えながら、患者を含む家族のこれまでの生活や歴史、病気や障害を含めた現状、今後予測される状態と家族への影響へと視点を広げてケアにあたっていくことが重要だといえる。

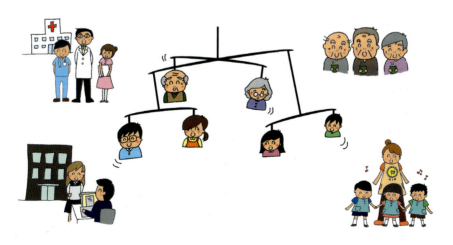

家族の構造と機能

○家族は社会の最小集団

　家族について、さらに深めてみると……。家族は社会の最小集団といわれている。

　では、家族は集団としてどのような特徴があるだろうか。

○家族の構造

　集団にはそれを支える骨組みが必要といわれている。あなたの所属する組織にも基盤となる確固たるもの、骨組みがある。

　例えば、所属する病棟、師長をリーダとして主任、中堅看護師、新人看護師がそれぞれ役割を果たしながら、日々の業務を行っている。

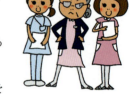

　病棟という集団の中での骨組み、つまり構造があることが理解できる。

　では、家族はどのような形からできているか。形を考えると、核家族、拡大家族、複合家族などの家族形態がある。家族形態から家族メンバーがどのように位置づけられているかがわかる。

　家族構造とは、家族がどのように組織化されているか、どのような方法で調整されているか、家族の部分がどのように相互に関連しているかを表している[3]。

○家族機能

　家族構造が理解できたら、家族の骨組みを支えるために何が働いているか考えてみよう。

　私たち看護師は、患者が退院するときに家族に対してもケアの仕方や食事指導などを実施する。それはなぜだろうか？

それは、私たちが家族に対して期待している役割と患者や家族がお互いに期待している役割に応えるためである。私たち、つまり社会が家族に期待する役割と家族の中で期待する役割がある。これらの役割に応えようと働くものが家族機能となる。

　家族看護学の研究者のフリードマン[4]は家族機能として①情緒機能 ②社会化と地位的付与機能 ③ヘルスケア機能 ④生殖機能 ⑤経済的機能の５つをあげている。

　これらの５つの機能を簡単に説明すると、家族はお互いが強い絆で結ばれ、相互作用があり、子どもを産み育て、家（地位）を受け継がせていく。そして家自体が経済の基盤となる。これらの機能は現在の社会の背景から大きく変化を遂げているが、全くなくなってはいない。また、ヘルスケア機能は家族メンバーの身体的なニーズを充たし、健康上のケアを提供することであり、この機能は他の４つの機能と関連している。

○**家族の構造と機能を理解することは**

　臨床で、家族機能という言葉を使うことがある。その時、介護や育児の機能が家族機能ととらえて話していることが多いと思う。

　家族というものを構造や機能から捉えていくと、どのような家族なのかがみえてくるのではないだろうか。

⦿**あなたの家族の構造と機能を考えてみよう！**

・家族メンバー

・家族メンバーの役割
　家族の中の役割：
　家族の外での役割：

変化する家族

○家族の動向

　核家族化・高齢化が進むなか、家族の形態は大きく変化している。高齢世帯数は増加し、さらに、家族類型別割合の変化をみると、「単独世帯」が一貫して上昇し続けることが見込まれている。一般世帯総数は、2010年の5184万世帯をピークに減少に転じ、その後も徐々に減少することが予測されている。その結果、一般世帯総数に占める高齢世帯の割合は、2030年には、39％へと上昇することが予測されている（図1）。

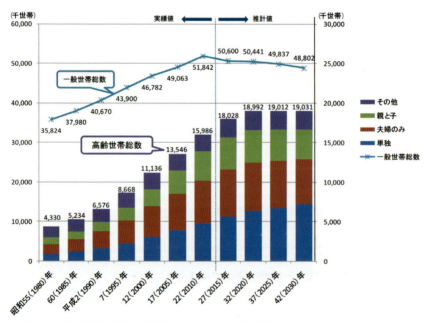

図1. 高齢世帯数（家族類型別）及び一般世帯総数の推移

内閣府ホームページ　平成24年度版高齢社会白書（全体版）より作成
http://www8.cao.go.jp/kourei/whitepaper/w-2012/zenbun/csv/z1_2_1_03.csv

○**家族の価値観**

　家族の変化は、形態だけでなく、価値観の多様化としても現れている。戦前の日本では、家族や親族のつながりを大切にし、家族内のインフォーマルケアを中心に助け合いながら生活を営んできた。そのため、核家族化が進み小規模世帯や単独世帯が増加した現代であっても、家族外からのサポートの受け入れよりも、家族内で抱え込み、解決しようとする場合も多いのが特徴である。しかし、その一方で、生活の欧米化により、個々の価値観を大切にする家族観も育っている。現代の日本は、その両方の家族観・価値観が混在し、同じ家族でも抱く希望や価値観が相違する二重家族規範となっているといえる。例えば、社会資源などのサービスを利用することは望まないが、かといって子ども世代の世話にはなりたくないといった状況である。同じ家族といっても、それぞれがどのような価値観や希望をもっているか、話し合いをもつなど、相互に理解することができているか、知っていくことが重要である。

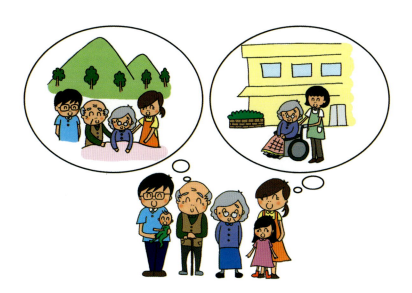

家族観について考えてみよう

○自身の家族観を知る

　家族について考えるうえで、自身の価値観や家族観を再確認しておくことが、重要である。生まれてから、これまでの人生のなかで培われた価値観や家族観、生活習慣などは、育った環境やかかわりをもった人々、体験など、さまざまに影響を受けながら形成されている。この価値観や家族観は、日々の看護実践に大きな影響を及ぼしている。

　「家族が面会に来ない」「患者は、自宅退院を希望しているが、家族が協力的でない」といった臨床で抱えるもどかしさの裏には、「家族は、面会に来るべきだ」「在宅療養では、家族がキーパーソンとして協力すべき」などの自身の家族観が影響していることを知っておく必要がある。これらの事象について、家族全体に視野を拡げて情報を整理した時、患者の療養を経済面で支えるために働いていたり、患者がこれまで担っていた役割を家族が担っているために、面会に来ることが困難になっている場合もあるかもしれない。患者の他にも、病者を抱えている家族もあるだろう。また、患者を大切に思うがゆえに苦痛や安全を優先に考え、専門家のいる場所での療養を望む場合もある。

　私たちに、それぞれの価値観・家族観があるように、患者を含めた家族にも、長い歴史のなかで形成された価値観・家族観がある。

　看護師は、自身の家族観は家族観としてもちながら、対象となる家族の家族観を引き出し、対象を理解していくことから始める必要がある。

○あなたにとって、"家族"とは、だれが頭に浮かぶだろうか？
○その"家族"は、あなたにとって、どのような存在だろうか？
○あなたが、日々かかわっている家族は、どのような家族観をもっているだろうか？

⦿あなたの家族に対する考えをまとめてみよう。

引用文献
1) Marilyn M. Friedman. 家族看護学 理論とアセスメント（野島佐由美監訳），東京：へるす出版：1993, p 12.
2) 鈴木和子, 渡辺裕子. 家族看護学 理論と実践. 第3版. 東京. 日本看護協会出版会：2006. p 29.
3) 前掲1) p 73.
4) 前掲1) p 74.

コラム　あなたのメガネと私のメガネ

　「いつも面会に来ているあの人は、奥さん？」「奥さんは亡くなってるって情報に書いてあったわ」「妹さんじゃない？」「お姉さんって聞いた気がする」「娘さん？」「でも、夜にわざわざ来るのって、なんだか変じゃない？」「今更、聞きにくいね」

　入院が長期に及んだ男性患者さんのカンファレンスをした際の病棟看護師の会話である。極端な例ではあるが、看護師の捉え方は、さまざまある。しかし、大切なことは、客観的な情報である。続柄も大切な情報であるが、それよりも、いつも面会に訪れているその人が、患者にとって、どのような存在であるかである。洗濯や身の回りのことなど、生活面の支援をしているのか、情緒面を支えているのか、もしくは、患者自身がその人を支えているのか。

　不確かな情報を並べて、あらぬ方向へ思いを巡らせるよりも、心のメガネをはずして、偏りを減らし『これまでも支え合ってこられたのですか？』『一緒に説明を聞いていただいた方がいいでしょうか？』など声をかけ、客観的に患者を含めた家族や周囲の情報を収集し、記録に残していくことを心がけたいものである。

STEP 2

家族を看護するための基本姿勢を学ぼう

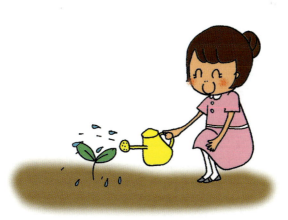

家族を看護する目的

○家族も看護の対象

臨床で、家族に対する看護のニーズをキャッチしたら、家族をアセスメントして看護過程の展開をして実践している。家族も看護の対象と捉えている。では、その時に、家族をどのようにみているだろうか。

患者の背景として……

第2の患者として……

家族システムとして……

この質問が難しいと感じられる方も多いのではないか。

では、何が違うのか。

多くの看護アセスメントモデルは患者中心のモデルでなる。つまり、患者を理解するために家族から情報収集して、患者に対して看護実践をする。つまり、患者の背景として家族を捉えている。第2の患者として家族を捉えると、家族も患者と同様にさまざまに感情は揺れ動いていることから、家族に対しても患者同様に看護を提供するという考え方である。

○家族をシステムとして視る

家族看護学は、家族をひとつのケアユニットとして捉えて看護を行う。つまり、家族内の構成要素である家族メンバーや外部環境と相互作用を行う「システムとしての家族」を対象とし、「システムとしての家族」が抱える健康課題の解決を目指すことを目標にしている。

では、「システムとしての家族」とはどのようなことだろうか。

私たちは、自分以外の人や環境から影響を受け、また与えるという相互作用の中で生活をしている。社会の最小単位であり、もっとも基本的なつながりのある家族は、相互に作用しあうシステムとして考えることができる。何かの問題や困った出来事が起こったとき、その「問題」や「困ったこと」だけを切り離して解決するのではなく、すでに「問題」を解決しよう、「困っ

たこと」を何とかしようとしている。つまり、家族はその相互作用の中で問題の解決を図ろうとしている。

このように家族を相互作用するシステムとして視ると、家族について理解できるのではないだろうか。

では、家族への看護を考えてみると……

家族に問題が起こったときに、看護師は即座に介入しているだろうか。まず、その家族のもつ力をアセスメントしているのではないだろうか。「この家族なら自分たちで解決できる」と見守っていることはないだろうか。私たちは全ての家族に対して即座に介入するのではなく、家族のもつ潜在的な力を見極める。後述する家族への看護を実践する姿勢、家族を理解するための理論やモデルを学習することで、家族が理解でき、その家族がどのようなものか全体像がみえてくる。

○家族看護を学ぶ必要性

日々看護実践している中で、家族への看護に困難を感じている方もいるのではないだろうか。

疾患や障害をもつ患者の家族は、抱えている問題も多岐にわたっているため、看護師は家族にかかわるうえで困難や悩みを感じることが多いと考えられる。例えば、子どもが入院している場合、主に面会に来ている母親をキーパーソンと捉え、その母親に対して看護を実践しているが、その母親を理解するために、その母親が他の家族メンバーとどのようなかかわりをもちながら生活している存在であるか、さらに家族全体の健康課題に着目することで、多岐にわたる問題をアセスメントすることができるのではないか。前述したように家族をシステムとして捉え、家族全体をアセスメントすることで、家族をより理解できることから看護師のもつ困難感も軽減するのではないだろうか。

家族とのパートナーシップの形成

○パートナーシップとは
　対等な立場にある複数の人が、協働する関係性を指す。家族看護は、家族が主体となって課題を解決できるよう支援することであり、そのためには看護師と患者家族が協働するパートナーシップが重要である。

○援助関係（パートナーシップ）を構成する要件
1．互いを尊重する姿勢
　パートナーシップが形成されるためには、相互に尊敬しあう姿勢が重要である。看護師は、患者の病気や必要なケア等についての知識・技術を持っている。一方で、患者家族は、自分たちの生活や希望等を一番理解している。このように互いの立場を理解し、尊重する姿勢がパートナーシップを形成する土台となる。

2．患者家族の主体性を尊重する姿勢
　家族には、独自の歴史や価値観がある。家族が決定した選択が、時には医療者側の考えと異なることがある。そのような場合でも、家族が決めた選択を尊重し、患者家族が負うリスクを最小限にする等、支援の方向性を検討する。

3．コミュニケーション
　パートナーシップが形成されるためには、十分なコミュニケーションが重要である。患者家族はどんな不安を抱えているのか、どうしたいと考えているのか等、患者家族の考えを引き出すようコミュニケーションをとる。

○援助関係を阻害する要因
1．患者家族への思い込み
　患者の予後が好ましくない状況にあるのに、家族が回復への強い希望を抱いているという状況にあった時、私たちは"家族は病状を理解していない"と決めつけていないだろうか？家族の言葉だけを捉えて"理解していない"等と判断するのではなく、家族が今の状況をどのように感じているのか、という共感的な姿勢で家族とかかわる。患者家族への思い込みがあると、あり

のままの家族の姿を捉えられず、パートナーシップの形成を阻害する要因となる。

2．看護師自身の家族観の影響

看護師は家族観を持っており、家族も独自の価値観を持っている。看護師自らの価値観を押し付けてしまうと、家族の状況や思いを捉えることが難しくなる。自らの家族観は"私が感じていること"として客観的に捉え、目の前の家族のありのままを捉えることがパートナーシップの形成につながる。

○ベッドサイドでの援助関係づくり

1．あいさつと自己紹介をする

まずは、家族の目を見てあいさつをし、自己紹介をしっかりすることから始める。「おはようございます。体調崩されていませんか？」等、配慮のある挨拶をすることで、家族とかかわるきっかけを作ることができる。そして、天気等のたわいもない話をし、家族が面会に来たことを労う。

2．家族を気にかける

家族の表情や患者とのかかわり方を観察し、「入院が長くなっていますが、お疲れではないですか？」など家族の体調も気遣う。また、「○○さんの熱が長引いていて、心配ですね？」と、家族が気になっていることや看護師が気になっていることを伝える。家族は、自分たちがケアの対象であるという自覚を持っていないことが多く、家族を気にかけているというメッセージを送ることで、援助関係が形成されることにつながる。

3．患者家族の話を共感的に受け止める

患者家族の言葉には、何かしらの理由がある。家族の話を聴く時には、家族が"正しい・間違っている"、"理解している・していない"という判断をせずに、家族は今こう感じているのだな、と共感的に捉えることが重要である。

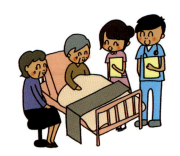

家族とのコミュニケーション

○コミュニケーションとは

「人（送り手）から人（受け手）への情報の移動」とその結果生じた「心のふれあい」「相互理解」「情報の伝達」などを指す。

看護学大辞典（2013）には、コミュニケーションとは「個人と個人、個人と集団の間での感情や思考などを、ことば・身ぶり・文字などを介して伝達すること」と記述されている。

○対人コミュニケーションとは

特に対人コミュニケーションは以下のプロセスで表すことができる（図2）。

第1段階——送り手が伝えたいメッセージを選択し、それを信号（言葉・文字・身体動作）に変える。

第2段階——伝達経路（直接対面、電話、メール、音波、電波など）を通して受け手に送られる。

第3段階——受け手が受け取った信号を再びメッセージに解読して、送り手の発したメッセージを読み取る。

第4段階——受け手が送り手からのメッセージを解読し、それに対して何らかの反応を返し、それが送り手に受け止められてはじめて成立する。

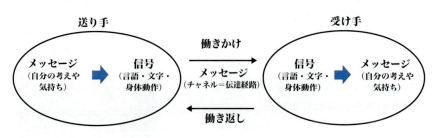

図2　対人コミュニケーションのモデル

○コミュニケーションのポイント

1. 傾聴

　傾聴とは「何も言わずにただ聞くこと」ではなく、「相手の話に肯定も否定もせず、ありのままを受け止めながら聴くこと」である。

・相手の表情、視線、姿勢、声のトーン、話すスピード、呼吸、言葉の内容に集中しながら、積極的に聴く。

・「ええ」「うんうん」「なるほど」など相づちをうったり、相手が言ったことを繰り返したりしながら、相手の気持ちをくみ取っていく。

2. アサーティブなかかわり

　アサーティブとは自分の意見を無理に押し通すのではなく、自分も相手も尊重した自己主張の方法である（表1）。「でも」「しかし」など"But"の言葉より、「そして」「さらに」など"And"の言葉を使う方が、相手を尊重しつつ自己主張することができる。

表1　コミュニケーションスタイルの比較

	アサーティブ	ノンアサーティブ（受身的・非主張的）	アグレッシブ（攻撃的）
主張者	私もOK あなたもOK	私はNG あなたはOK	私はOK あなたはNG
意思決定者	自分	他者	他者に代わって自分
表情	温かい、やさしい表情 アイコンタクト	悲観的な表情 伏し目、涙目	無表情、冷淡 鋭い目
精神面	互いに尊重	他者から軽視 ジレンマを感じられる	他者は傷つき不快 他者は屈辱を感じる
態度	自信がある 落ち着いている	逃げる 妥協	威圧的 攻撃的

○家族看護におけるコミュニケーションとは

1. 医療者と家族のコミュニケーション

　患者と家族は互いに影響を与えあう存在であり、医療者が家族を支援することは、患者の疾病の回復を促進させるとともに、家族の関係性、価値観、抱えているストレスなど重要な情報を得ることにつながる。よって医療者は家族と良好なコミュニケーションをとることが重要である。

2. 家族間コミュニケーション

　病者をもつことで、家族内に生じるストレスや互いへの気遣いのため、普段は良好にとれているコミュニケーションが十分とれなくなってしまうことがある。看護師は明確な言葉によるコミュニケーションを通じて、家族内のコミュニケーションが促進されるよう支援する必要がある。時には、看護師が患者や家族の代弁をすることも必要である。この時の注意点として、看護師は家族メンバーの誰かひとりに肩入れするのではなく、中立的な立場でかかわることが重要である。

3. 円環的コミュニケーション

　前述した対人コミュニケーションでは、始まりも終わりもない。送られたメッセージに対して反応をする、その反応（働き返し）に対して何らかの反応（働きかけ）がおこるというようにぐるぐると円を描くように連なっている。家族間および医療者と家族の間におけるコミュニケーションは、このように円環的コミュニケーションで考える方が捉えやすい。

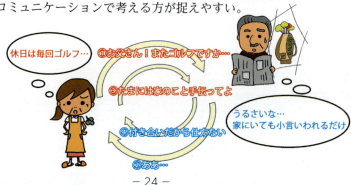

○家族のコミュニケーションをアセスメントし促進するケア

1. アセスメントの視点
   - 家族メンバーは自分たちの意見や考えを言葉で明確に表現できているか。
   - 他の家族メンバーの意見に耳を傾けることができているか。
   - 家族間で行われる会話は肯定的か否定的か。
   - 会話の中で互いの伝えたいことを確認しあうなど、相互理解のうえ進められているか。
   - 家族の中で異なった意見が出たとしてもアサーティブに会話を進めることができているか。
   - たとえ言葉で伝えることができない家族メンバーがいても、言いたいことを察しながらコミュニケーションが行われているか。
   - 問題が生じた時、誰かがリーダーシップをとりながら会話を進めているか。どのように結論に達しているか。その結果に満足しているか。
   - 家族のコミュニケーションの特徴とそれに影響を与えている要因は何か。

2. 家族のコミュニケーションを促進するケア
   - 静かに家族で話し合うことができる場を提供する。
   - 家族だけではコミュニケーションが円滑に進まない場合は、看護師が話し合いに参加しコミュニケーションを促進する。
   - 看護師は中立の立場で必要時、家族の思いを代弁する。
   - 家族の勢力関係をアセスメントし、自分の意見をなかなか伝えられない家族メンバーを支援する。
   - 互いの意見を思い込みだけで誤った解釈をしないように、確認しながら話し合いを進める。

コラム　無知の姿勢

　このSTEPでは、「家族を看護するときの基本姿勢」について記載した。ところで皆さんは「無知の姿勢」という言葉を聞かれたことがあるだろうか。これはアンダーソンとグーリシャンによって1992年に提唱されたものである。私たちは専門家であるが、患者・家族の具体的な状況については知らないということを認め、患者・家族が語る物語から理解を深める必要がある。

　例えば、脳内出血を発症した患者の妻が、退院時に不安を口にしたとき、看護師は専門的知識を持ち合わせているので、「介護保険を申請して、在宅サービスを導入しましょう。」と説明した。妻は「はあ、わかりました」と返答したものの、どこかすっきりしない様子。この妻の本当の心配事は、妻の父親のように脳内出血で患者を失ってしまうのではないかという不安であり、介護保険では解決に至らないものであった。

　このように、患者・家族の語りを軽視せず丁寧に耳を傾けることで、患者・家族の本当の困りごとを理解することにつながるのではないだろうか。一方的に専門的知識を押し付けるのではなく、患者・家族の語る物語に丁寧に寄り添うことが必要である。家族看護に正解はない。100組の家族がいたら100通りのケア方法があることを心に留め置いてほしい。

STEP 3

家族看護の実践に役立つ理論を知ろう

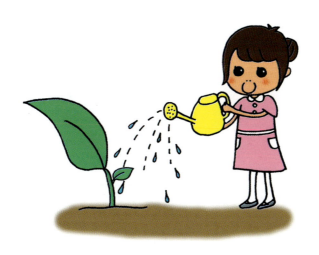

家族システム論

○家族システム理論[*1]とは
　患者や個々の家族メンバーそれぞれを別々に捉えるのではなく、家族全体を1つのユニットと捉え、その相互作用に注目した、家族看護の最も基本となる考え方である。

> [*1]　家族システム理論：ベルタランフィ（Bertalanffy, L.V.）によって提唱された一般システム理論を応用して構築された理論。主に家族療法で用いられてきた。

○システムの考え方
　システムというと「難しそう！」と言われることが多いが、看護師にとっては日々の患者ケアで馴染み深いものである。患者をみる時、私たちは病気の原因となる臓器だけをみているだろうか？　他の臓器系と関連する症状、身体外部からの影響など、総合的にアセスメントして看護計画を立案しているだろう。このように、人体の各臓器の役割や身体全体の機能、外部との関連を捉えるのもシステムの考え方の1つである。

○家族システムの特性
　家族システムも父（夫）・母（妻）や子どもなどの家族メンバーから構成され、相互作用によって成り立っており、次のような特性をもっている[1)]。

> ①全体性：家族メンバーの変化は、必ず家族全体の変化となって現れる
> ②非累積性：家族全体の機能は、家族メンバーの機能の総和以上になる
> ③恒常性：家族システムは内外の変化に対応して安定を取り戻そうとする
> ④循環的因果関係：1人の家族メンバーの行動は家族内に次々と反応を呼び起こす
> ⑤組織性：家族には、階層性とそれに応じた役割期待があり、家族内外にはそれぞれのシステムとの間に境界がある

図3の家族を見てみよう。親・祖父母・子どもといった世代の階層には、それぞれに役割期待があり、個人・家族・家族外部が互いに影響し合いながらも、境界によって1つのまとまりを保っている（組織性）。

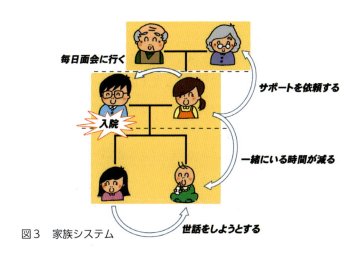

図3　家族システム

　この核家族の父が入院すると、どうなるだろう？　妻がキーパーソンとして毎日面会に来ると、母親が子どもと過ごす時間が減少する…　など、患者本人の変化は、次々と波紋のように他の家族メンバーへと拡がり（循環的因果関係）、家族全体の生活が変化する（全体性）。家族はこのような変化に対し、祖父母のサポートを求めたり、子どもがきょうだいの世話をしようとするなど、家族の生活を安定させようとする力を持っている（恒常性）。また、家族が父の退院を目指して助け合ったり、コミュニケーションが活発になるなど、単に個々の家族メンバーの力を足すだけでなく、相互に作用することで発揮される家族全体の力がある（非累積性）。

○**家族システム論の利点**
- 家族の全体像を把握しやすい。
- 家族がもつ"集団"としての力を活用した支援がみいだせる。
- 家族メンバーへの支援が、家族全体へ与える影響を予測できる。

家族発達理論

○家族発達理論とは

　人が生まれてから老い、死を迎えるまで変化し続けるように、家族にも変化が訪れる。結婚・出産・育児・子どもの巣立ち・配偶者との死別など、時間経過とともに変化する家族の姿を段階的に捉えたのが、家族発達理論[*2]である。

　家族のライフサイクルの各段階には、家族に求められる**発達課題**がある（表2）。次の段階への移行期には新たな発達課題へ取り組むことが求められるため、危機（**発達的危機**[*3]）に陥りやすいと考えられている[2)]。

表2　家族のライフサイクルと発達課題（Carter & McGoldrick, 1980）

家族のライフサイクル	発達課題
ステージ1 結婚前期：大人としての独立	・定位家族（源家族・実家）との情緒的な絆を保ちながらも、自己のアイデンティティを確立する ・親密な人間関係を築く ・職業的・経済的独立により自己を確立する
ステージ2 結婚初期	・夫婦としてのアイデンティティを確立する ・拡大家族と夫婦の関係を調整し直す ・いつ親になるのかの意思決定を行う
ステージ3 出産：小さい子どものいる家族	・新たに子どもが家族システムに参入することにより家族システムを調整し直す ・子育ての役割が新たに加わり、家事・仕事の役割を調整し直す ・夫婦による子育てと祖父母による子育ての役割を調整する
ステージ4 思春期の子どものいる家族	・思春期の子どもが物理的に親に依存しながらも、心理的に独立を求めることによる親子関係の変化に対応する ・結婚生活と職業生活を再度見直すことに焦点を当てる ・年老いた世代を夫婦が世話する
ステージ5 子どもの独立	・2人だけの夫婦システムとして調整し直す ・成長した子どもと親が大人としての関係を築く ・成長した子どもとその配偶者の家族との関係を調整する ・祖父母の病気、障害や死に対応する
ステージ6 老後を迎えた家族	・身体的な衰えに直面しながら、自身あるいは夫婦の機能と興味を維持する：家族・社会での新たな役割を探求する ・家族や社会のシステムの中で、高齢者の知識と経験を生かす場を見つける ・配偶者、きょうだいや友人の喪失に対処しながら、自身の死の準備をする

（森山美智子：ファミリーナーシングプラクティス　家族看護の理論と実践, p87 表5-2, 医学書院, 2001 より転載一部改変）

○**家族発達理論の利点**
  ➢ 現在、家族が直面している課題
  ➢ 過去の家族の発達課題への取り組み方
  ➢ 今後、家族に生じる課題

など、今の家族の課題の他、これまでの家族の歴史や予測される未来といった家族の時間軸も考慮し、看護計画を立案することができる。一方で、家族の個別性や多様性は加味されていないため、単身者や子どものいない家族など、すべての家族を当てはめることはできないという欠点もある。また、一組の夫婦を基本単位として考えられているため、実際の家族を捉える際には図4の例のように、家族に複数の発達課題が生じている可能性を念頭に置いておくことが重要である。

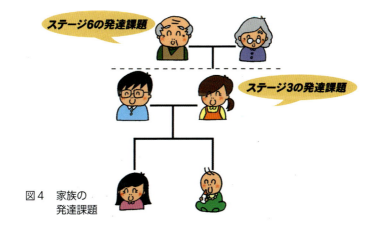

図4　家族の発達課題

* 2　家族発達理論：家族発達については、国内外でさまざまな理論が紹介されている。アメリカの中流家族の経過を捉えたデュバル (Duvall) ら、日本の農村部の家族調査から提唱された森岡の理論は、家族の社会的役割の変化に焦点が当てられている。一方で、カーターとマックゴールドリック (Carter & McGoldrick) は、出産や死による家族メンバーの増減や人間関係の調整など、家族システムの変化に焦点を当てている。
* 3　発達的危機：家族がライフサイクル上の発達課題へ取り組む際に生じる危機は発達的危機とされ、事故や病などの状況的危機とは区別されている。

家族ストレス対処モデル

○家族の中の1人が病気になったら…

　家族の1人が病気になることで、家族の生活は影響を受ける。家族の1人が病気であると診断され、入院、治療が必要となると、その他の家族メンバーはとても心配し、家事や仕事、学業に手がつかなくなるかもしれない。また家族の誰が病気になるかによっても家族が受ける影響は異なってくる。例えば、一家の大黒柱であった夫や父親が病気になり働くことができなくなったら、妻、母親が病気になったらどうだろうか。

　家族は、ストレスとなる出来事や状況に対して、社会的・心理的・物的な資源を獲得したり開発し、家族個人や家族単位として行動している。これらの行動を家族対処という。

　家族はそのような状況に直面しても、家族で精神的に支え合ったり、親族や友人のサポートを得たりして乗り越えていく。しかし、家族で直面した状況を乗り越えようとしたが、乗り越えられず危機的な状況に陥る場合もある。家族がストレスとなる出来事や状況をどのように乗り越え、危機または適応に至るかということを示しているモデルが、家族ストレス対処モデルである。

○家族ストレス対処モデル

　家族ストレス対処モデルには、ジェットコースターモデル（Hill,R.）、ABCXモデル（Hill,R.）、二重ABCXモデル（McCubin,M.A.）、家族ストレス順応適応回復モデル（McCubin.H.I）がある。家族ストレス対処モデルのうち、代表的なABCXモデル（Hill,R.）を説明していく。

○ ABCX モデル (Hill,R.)

　ABCX モデルは、A（ストレスとなる出来事：ストレス源）とB（Aに対する家族の対処資源）、C（Aに対する家族の認識）が相互に作用して、家族にX（危機）をもたらすことを示している。B（対処資源）とは、家族の適応力、凝集性や過去の危機を乗り越えた体験などで、C（ストレス源に対する認識）は、家族員の意味づけや受け止め方などを示す。家族は、ストレスとなる出来事による影響を受けても、家族のもつ対処資源とストレス源に対する家族の認識の関連によって、危機に陥る場合とそうでない場合がある。

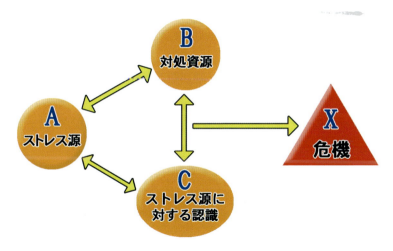

図5　ABCX モデル (Hill,R.)

(Marilyn M. Friedman: 家族看護学 理論とアセスメント（野嶋佐由美監訳），p332　図 17-1,へるす出版 , 1993 より転載一部改変)

○**看護の実際**

　Aさんは50歳の男性。妻（パート勤務）と高校生と中学生の子どもと4人暮らし。会社員としての役割のほか、自治会などの地域活動を積極的にこなしてきた。

　早朝、ゴミ捨てに出たきり自宅に戻らず、心配した妻が見に行くと倒れているAさんを発見。心肺停止状態で救急搬送された。一命はとりとめたものの、低酸素脳症となり、声かけに反応がない状態となった。医師より妻へ、今後の意識の回復はこれ以上見込めないことを説明された。

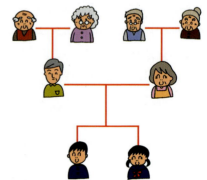

　妻は涙ながらに「これからどうやって夫の介護をしながら子どもたちを育てていけばいいの…どうしていけばいいのかわからない」と話された。

1．Aさん家族をABCXモデルで考えてみよう

　Aさん家族は、Aさんの病状がストレス源(A)となっている。Aさん家族は近隣に妻の両親、車で30分ほどのところにAさんの両親が在住しており、普段から毎週末には互いの実家を行き来していた(B)。妻は、Aさんの介護や育児を自分が1人で行わなければならない(C)と認識しており、このままでは危機(X)となる可能性があった。

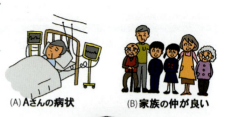

(A) Aさんの病状　　(B) 家族の仲が良い

(C) どうしたらいいかわからない…

2. 看護介入

(1) 対処資源への働きかけ

　看護師は、Aさんの妻が面会されたときに話を傾聴し、医療者が妻の対処資源として存在していることを理解してもらうようにかかわった。そのほか、妻の支えになってくれる人はいるか、どのような人にどのようなサポートをしてもらえるかということを、妻とともに考え、家族が現在の状況を乗り越えるための対処資源を認識できるよう働きかけた。

　妻は、実母から育児や家事の支援を受けながら、少しずつ睡眠や食事をとれるようになってきた。子どもの学校行事の時には、実母にAさんの面会や必要物品を頼むなどするようになった。

(2) 認識への働きかけ

　妻は、病状に対して、Aさんの介護や育児を1人で行わなければならないと認識していたが、実母やAさんの両親に頼ることで、生活に落ち着きを取り戻すことができた。また、医療者を対処資源と認識することで、面会のたびに看護師や医師からAさんの病状について説明を受けたり、妻から質問をするようにもなった。

　妻は、Aさんの病状を冷静に捉えることができ、精神的な落ち着きを取り戻すことができるようになり、危機を回避することができた。このような危機を回避できたという体験は、Aさん家族にとって、家族の危機に対する新たな対処行動となり、家族の力を高めることにつながる。

意思決定モデル

○意思決定とは

　ある目標を達成するために選択可能な代替的手段の中から最適なものを選ぶこと(大辞林・第3版)をいい、色々な情報を処理して決定し行動する過程である。①選択に必要な情報の収集、②様々な手段を探して利点と欠点をあげる、③それぞれの手段を評価し最適なものを選択し活動するということが日常的に行われている。

1. 医療現場の意思決定の特徴

・医療現場では、患者が病気と診断されてから患者・家族が治療や療養先、告知や延命処置などの意思決定を繰り返し、医療が進められている。
・命にかかわる決定をしなければならないことが多く、患者・家族は、これからの生活においての重大な決断をしなければならない。

2. 家族の意思決定の特徴

　家族は互いに情緒的な関係をもち、家族の誰かが病気になると影響しあう存在であり、特に生活という側面で関与し合っている点から、家族も意思決定に参加する。家族は複数のメンバーで構成されており、それぞれが価値観や考え方を持っているが、複数の家族メンバーで「家族として」の意思決定を求められるため、意見の相違が生じやすい。医療現場で起こる出来事は、患者・家族にとって非日常的な場面であり、医療現場で家族が意思決定することは困難な状況となることが多い。看護師は家族の関係性や家族メンバーそれぞれの価値観や考え方などの情報を得て、家族の意思決定を支援する必要がある。

○意思決定プロセス

意思決定は、図6のようなプロセスでなされる。

これは、一般にいわれている意思決定を土台としたプロセスであり、家族メンバーそれぞれに①状況認識 ②自己認識があり、それらを加味して家族としての意思決定を考える必要がある。

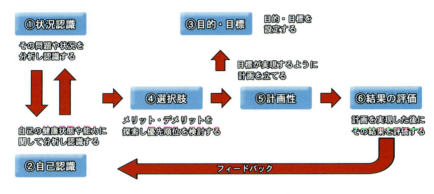

図6　家族の意思決定プロセス
(野嶋佐由美：家族エンパワーメントをもたらす看護実践, p158　図7-4, へるす出版, 2005より転載)

○家族の意思決定支援

看護師は家族メンバーの葛藤や心の揺れに対応しながら、家族とともに意思決定プロセスを歩む必要がある。看護師は自身の価値観を押し付けたり、家族の誰かの意見に偏ることなく、中立の立場を保つ姿勢を持ちながら、家族が意思決定のステップを進むことができるように支援する。

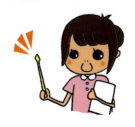

○看護の実際

　Bさん（58歳）はすい臓がんステージⅣで抗がん剤治療を行っていたが効果がみられていない状況である。Bさんは会社員で現在休職中である。妻（55歳）、長男（30歳）の3人暮らし。妻はパートの帰りに来院しBさんの身の回りの世話をしている。長男は会社員で出張のため家を空けることが多いが、仕事が休みの日に病院に来ている。主治医から「抗がん剤の効果がみられない。予後は月単位で変化する」とBさんと妻に病状説明がなされ、今後の療養について家族で話し合ってほしいと言われた。

　Bさんは「これ以上、治療を続けても仕方がない。まだ体が動けるうちにきちんと仕事の引き継ぎをしたい。家で家族と過ごす時間もとりたい」と話している。

　また、妻は「食べられなくなってどんどん痩せていく姿を見るのが辛い。治療が難しいなら家で過ごした方がいいと思うが、こんな状況で職場に戻ったり、家で過ごすことができるのか心配」と話している。

　長男は出張中で病状説明に同席できなかったため、Bさんと妻から病状説明の内容を聞いているが、「治療の継続の可能性はないか」と看護師に尋ねてきた。

1．Bさん家族を意思決定モデルで考えてみよう

　Bさんは主治医からの説明を聞き、抗がん剤治療が難しい状況であると理解（①状況認識）し、残された時間はきちんと仕事を引継ぎ家族と過ごすことを望んでいる（②自己認識）。妻は、治療が難しい状況であると認識し（①状況認識）、Bさんが食事を食べられなくなり衰弱していくことを心配している。Bさんの意思を尊重したいと考えているが自宅で過ごすことを不安に感じている（②自己認識）。長男は抗がん剤治療が難しい状況であるとBさんと妻から聞いている（①状況認識）が、看護師に治療継続の可能性はないかと新たな情報を得ようとしている（②自己認識）。

2．支援の方向性

　現在、Bさん家族は意思決定プロセスの①状況認識②自己認識の段階である（図7）。

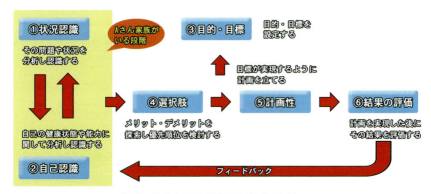

図7 Bさん家族の意思決定プロセス
(野嶋佐由美:家族エンパワーメントをもたらす看護実践, p158 図7-4, へるす出版, 2005 より転載一部改変)

長男はBさんと妻から病状説明の内容を聞いているが、病状をどのように認識し（①状況認識）、それに対してどのような思い（②自己認識）があるかわからない。そのため、看護師は、長男に対して、Bさんの病状に関する情報提供を行い、家族メンバーそれぞれの状況認識・自己認識を家族で話す機会が持てるように促す。家族間でコミュニケーションがとれれば、妻、長男ともにBさんの闘病を支えたいという共通する思いがあることを互いに認識できるだろう。このように、家族メンバーの状況認識、自己認識を互いに確認できれば、次のステップに進めていく。

「家族として何がよいか」を考えて、③家族の目標を設定できるように、看護師は家族の立場や価値観から家族にとって「最善」の「現実的な」目標を家族とともに考える。④治療の選択におけるメリット・デメリット、今後Bさんの病状の変化やどのような経過をたどるのかという情報や具体的な選択肢を提供し、⑤家族の目標が実現するように計画を立てる。⑥家族は自身で決定した計画を実現した後に、その結果を評価する。看護師は家族とともに意思決定プロセスを振り返り、家族がそのプロセスの中で得た経験や学びを生かしていく方法を伝える[3]。家族自身で行った意思決定は、家族の力を高め、家族として成長することにつながる。

役割モデル

○役割とは

「地位に結びついた、期待される行動様式のこと（態度など外面に表れない、覆われた行動を含む）」[4]

家族メンバーにはそれぞれの役割がある。例えば、親と子という関係に基づく役割や、夫婦などの横のつながりに基づく役割が存在している。このようにお互いの関係に基づいた役割を関係的役割という。

また、家族メンバーにはもう1つの役割がある。それは家族の中でその人が担っている役割であり、その中には世帯主や主婦（夫）、世帯員などが含まれる。このように家族集団全体で見た中の役割を集団的役割という。

○家族の役割過程

家族内で各家族メンバーが役割を担って行動していくにあたり、安定的にその役割を遂行していくためには時間が必要であり、急にできるものではない。それについては以下の役割過程モデルを使って説明する（図8）。

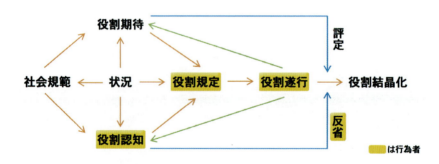

図8　役割過程

（森岡清美, 望月嵩：新しい家族社会学, 4訂版, p95 図9-7, 培風館, 1997より転載）

役割は「期待された行動様式」のことである。この期待は役割を支持する大切なポイントである。この期待の部分だけを取り出したものが**役割期待**である。これと対を成すように役割を担おうとする者は、自分がどのような役割を担っていこうかと考え、「自分の役割はこうだ！」という認識を持っている。これを**役割認知**という。これら役割期待や役割認知の背後には「社会的に見ればこの役割を担う者はこういう風にするべき」という**社会規範**があり、これが役割期待や役割認知にある程度の共通性を持たせてくれる。また、役割期待や役割認知などを規定する要因のひとつとして**状況**も存在する。この社会規範や状況を、役割を期待する者も認知する者も同じように捉えることができれば、食い違いは生じない。しかしながら、実際は生育歴や視点の違い等でその捉え方に誤差が生じ、食い違いが生じるのである。

　たとえ食い違いが生じたとしても、それを無視して自分の認知通りに役割を遂行するのではなく、期待されている役割も考慮に入れて役割を捉えなおす。これを**役割規定**という。そしてこの規定した役割を遂行するのが**役割遂行**である。実際に役割を遂行すると、役割を期待していたものにとってそれが期待以上のものであったか、期待通りであったか、もしくは期待以下であったかなどの評価を受ける。これを**評定**という。また、役割を認知していた側も、自分の認知していた役割と比べてどうだったのかという**反省**を行う。

　これを繰り返し行っていくことで役割期待や役割認知のレベルが近づいていき、最終的に安定して役割を遂行していくことができる。このように相補的な、あるいは連動的な行動様式が結晶化したことを**役割結晶化**という。

　このモデルでも説明してきたように役割期待と役割認知の一致度は家族によって異なり、安定的な役割が担えるようになるまでの時間もまた家族によって異なる。病気などにより役割の再調整が必要になった際に、その家族によって差があるのはこのためである。

○Cさん家族を役割過程モデルで考えてみよう

<事例〜前半〜>

抗がん剤の副作用などで長期入院中のCさんは娘と2人で暮らしている。ある日の病室での会話をみてみよう。

Cさん：ねぇ、お家の事できてる？

娘　　：それが、今仕事が立て込んでてできていないのよ。

Cさん：私がこの状況なんだから、家の事くらいちゃんとしてね。

娘　　：わかってるけど、仕事が、、、

Cさん：仕事仕事って！ あなた私に何かあったらこれからどうやって生きていくの？

娘　　：なんなの？お母さんの入院費だってばかにならないのよ！それを稼ぐために必死で……まずは、お母さんに生きていてもらうためのお金を稼いでくることが私の役割なんじゃないの？

- Cさん「家の事をしてほしい」＝**役割期待**
- 娘　　「まずは、お母さんに生きていてもらうためのお金を稼いでくることが私の役割なんじゃないの？」＝**役割認知**

さて、もう少し事例の経過をみてみよう。

<事例〜後半〜>

2週間が経過し、2人にも変化が起こったようである。

Cさん：毎日お見舞いに来ている時間があったら、その間に1つでも家事をした方が良いんじゃない？ お母さんは大丈夫だから。

娘　　：いや、少しずつ仕事も調整してなんとか家のこともやってるよ。こんな状況だし、世間的に見てもやっぱり娘が家事をせずに働いてるだけっていうのは確かにダメだなと思って。

Cさん：そう。それはよかった。ごめんね家の事ばっかり言ってしまって。

> 娘　　：大丈夫よ。お母さん家事はきっちりやる人だったもんね。気になるのはわかるけど、私の状況も少し理解してくれたらありがたいな。
> Cさん：そうね。頑張って病気を治したら、また家の事は私がやれるように元気になるからね。
> 娘　　：今までの身体とは違うんだから私も一緒にやるよ。
> Cさん：ありがとうね。

　ここでは娘に変化が起きている。事例前半で受けた母（Cさん）からの**評定**やそこでの自分の中での**反省**をもとに役割過程の最初の状況に戻った。そこでまた母（Cさん）からの**期待**、**状況**、**社会規範**が影響して、自分の認知も合わせて役割を再度規定し、自分も家事を行うという役割をとった。娘が新たに役割規定をし、遂行することで2人は仲良く安定してお互いの役割を遂行していけるようになった。

○家族の役割を理解すると看護は変わる

　看護師が家族を捉える際に、患者とその家族というふうに切り取られることが多い。しかしながら、その患者は家族の中でさまざまな役割を担っていた1人である。家族メンバーの1人が病気になることで、今まで家族の中で担っていた役割が担えなくなったり、また誰かがその役割を代わりに担わなければならない。

　家族を看護の対象としてみた時、「患者を支える人たち」としてみていないだろうか。そう捉えられている家族メンバーも、患者の病気や入院など、状況が変化するたびにその役割変化に対応している。これは簡単なことではなく、時間がかかるものであり、実際この役割変化にうまく適応できずに精神的にも肉体的にもダメージを受けている家族も多い。「看護師として対象とする支援の相手は患者だけなのであろうか。」この問いに気づくことができれば、そこが家族看護の入り口なのかもしれない。

引用文献
1）鈴木和子, 渡辺裕子. 家族看護学 理論と実践. 第4版. 東京. 日本看護協会出版会：2012. p 52-56.
2）森岡清美、望月嵩. 新しい家族社会学. 4訂版. 東京. 培風館：1997. p 65-88.
3）野嶋佐由美. 家族エンパワーメントをもたらす看護実践. 東京. へるす出版：2005. p 158-162.
4）前掲2） p 90-100.

コラム　もっと身近に理論を！

　研修などで事例のお話をすると、参加者の目が輝き、いきいきとすることが多い。反面、理論について解説すると、途端に表情が曇る。『難しい…』『それ役に立つ？』と参加者の心の声が聞こえてくるようである。講義のたびに『今日も理論を活用する楽しさをお伝えできなかった…』と反省しきりである。実際、臨床で使われている看護診断・看護計画だって理論が基盤になっているし、看護実践において理論は身近な存在のはず。しかし、臨床の忙しさの中では、『やるべきこと』が優先されて、『なぜこれをするのが良いのか』『このケアが役立ったのはなぜか』を振り返る機会が少なくなっている。

　理論は表現が抽象的で、目の前の事例との関連に気づかないことが多いが、臨床の看護で出会う事象を一般化したものである。事例の見えていない部分に気づき、次の一手を見いだし、スタッフ同士が同じ枠組みで評価するのにとても役立つし、看護師の『いいケアができた！』という実感を支える存在になる。部署ごとに、よく経験する看護技術を練習するのと同じくらい、よく出会う事例にまずは何か1つ、理論を活用するトレーニングが広まればいいなと願っている。

STEP 4

家族の全体像をとらえよう

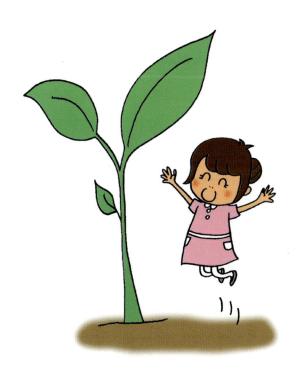

ジェノグラム・エコマップの書き方

○家族の全体像をとらえるために

　家族看護では、家族をシステムとして捉え、家族全体をアセスメントすることで、家族をより理解できるようになる、と考えられている。この家族全体のイメージを描くために役立つ作業として、ジェノグラムとエコマップの記載がある。

○ジェノグラム(家系図)の書き方

　ジェノグラムは家族の内的構造をアセスメントするのに有用である。

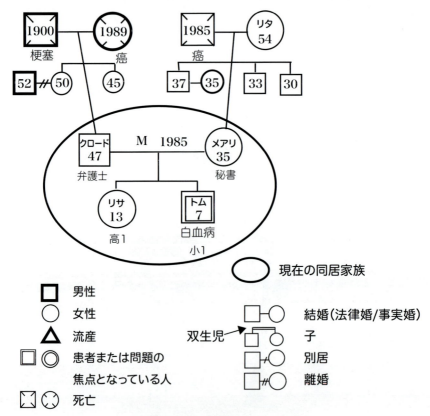

図9　ジェノグラム
（杉下知子：家族看護学入門, p67 図2-2, メヂカルフレンド社, 2000より転載）

○エコマップ(環境図)の書き方

　エコマップは家族の外的構造、より大きなシステムをアセスメントする際に有効である。エコマップで重要な点は、外部システムと家族メンバーとの関係性の図示であり、以下の図で示される以外に、関係性の方向を矢印を付けて図示する場合もある。

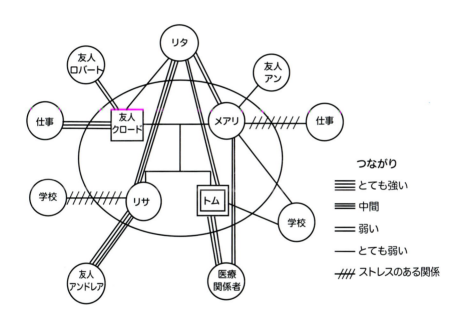

図10　エコマップ
（杉下知子：家族看護学入門,p68 図2-3, メジカルフレンド社,2000より転載）

事例を用いて家族の全体像をみてみよう

　Dさん、60代、男性、自営業、妻(専業主婦、50代)と2人暮らし。

　50代で糖尿病を指摘され、内服と食事療法の指導を受けていた。発症当初は、月1回通院していたが、ここ数ヶ月は受診していなかった。今回、感冒症状があり受診したところ、体重の急激な増加と下肢の浮腫があり、糖尿病性腎症の疑いで入院となった。

　Dさんは入院前、朝食は抜き、昼・夕の2回と就寝前に夜食をとるという食生活を送っていた。今回の入院では、食生活の改善とインスリン自己注射導入の必要性を医師から説明された。退院を目指して、Dさんと妻に、食事療法と自己注射の指導を開始した。指導の中で、Dさん、妻とも「わかりました」と理解を示していたが、妻が面会時にDさんの好物である菓子類を差し入れていることがわかった。妻の差し入れに関して、看護師は、Dさんの疾患に関する妻の認識が不足していると考え、再度妻に食事療法の指導を行った。しかし、妻はDさんへの差し入れを繰り返していたため、Dさんの症状が安定しないことが問題となった。

　Dさんには娘（30代）が2人いる。結婚して、近隣に住んでおり、時折、実家を訪ねている。今回の入院でも、Dさんの病状を気にかけ、面会に訪れている。

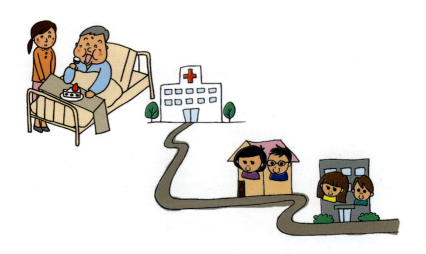

- 48 -

○これまでに学んだ理論を活用し事例の家族について考えてみよう
~新人看護師とベテラン看護師のやり取りを通して深めよう~

Dさんはどうして間食をやめられないのでしょうか？
Dさんの奥さんもどうして差し入れを続けるのでしょうか？
何度も繰り返すなんて、病気に対する認識がなさすぎると思います！

奥さんが差し入れをするのには何か理由があるのでは？
"問題のある行動"に至る背景に視点を拡大して考えてみましょう。

奥さんが差し入れしているのは、Dさんの好物ばかり‥
Dさんがどうしても食べたいって言っているからなのでしょうか？
それとも、入院で頑張っているDさんに食べさせてあげたいのかなあ？

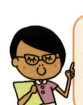

家族をみる視点が、個々の家族メンバーから夫婦の関係性へと拡大したわね。Dさん夫婦の役割や関係性を理解する必要がありそうね。
まずは、Dさん夫婦の役割を考えてみましょう。

詳しくは知らないですが‥
Dさんは自営業を営んでおられて、奥さんは専業主婦だって聞きました。

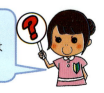

> Dさんは、家族を経済的に支える役割を担っていて、家族の中心的な役割を果たしていたと考えられるわね。そして、専業主婦の奥さんは、家事や育児を担うなどして、夫を支える役割を果していたと考えられるわね。
> 　Dさん夫婦の歴史や役割の関係性から推測すると、Dさんは妻に対し、妻は夫の言うことを聞くものだという期待を持ち、妻もDさんに対し、そうすることが当然であり夫には従うという考えを持っている可能性があるわね。

> 奥さんはDさんに言われて差し入れを続けていたのでしょうか・・・
> 奥さんがお菓子を持ってくることが問題と思って、奥さんにもっと指導しなきゃと思っていたけど、その行動って、夫婦の関係性からの行動なら・・、どんなに指導しても、これからも差し入れを続けてしまいますよね。Dさんも言うこと聞かなそうだし。

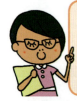

> そうね、難しいわね。まだ推測の段階なので、Dさん夫婦の行動の根底にあるものを確認していく必要があるわね。少し視点を変えてみましょう。Dさんは他にもご家族がおられましたよね、他の家族さんとの関係性はどうなのかしら？

> そういえば、娘さんが2人おられます。
> 住まいもご近所で、行き来はあるように伺っています。
> 確か入院してからも、何度か面会に来られていました。

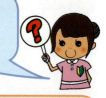

> 娘さんが面会に来られた時の様子はどうだったかしら？
> 家族をみる視点を、夫婦の関係性だけではなく親子の関係性にも拡げてみていきましょう。

そういえば、長女さんは、Dさんがお饅頭を食べたいって言ったのを知って、Dさんにも奥さんにも強い口調で怒っていました。Dさんは「わかった、わかった」って、長女さんの前では素直に返事していました。長女さん、強いと思いました。そうか、長女さんに食事管理をお願いすればいいのかな？

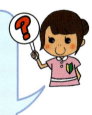

長女さんはしっかり者のようですね。次女さんはどうでしたか？

そういえば、次女さんは、長女さんがDさんに怒っているのを見て、「お父さん、またお姉ちゃんに怒られたね」って、Dさんと一緒に笑っていました。なごやかな家族って感じでした。

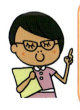

ご家族の様子から、この家族は、Dさんを中心に、家族を支える奥さん、しっかり者の長女さんと、おっとりとした次女さんでバランスがとれていたのかもしれないわね。娘さんおふたりとも面会に来られていることから、Dさんのことを気にかけているんですね。

奥さんがDさんの言うことを聞かなきゃと思っても、長女さんがしっかりみててくれると、食事管理できますね。次女さんがきっと緩衝材になってくれると思うし。このバランスでDさん家族はうまくいっていたんですね。Dさんの問題行動の解決策は思いつかなかったけど、奥さんだけでなく、娘さんたちにも協力してもらうことで、Dさんの食事管理がうまくできるかもしれません。でも、一緒に住んでないけど、お願いできるのかな？

> Dさん家族は、娘さんたちも面会に来られて、仲のいい家族だと思います。Dさんの糖尿病も発症から約10年経過していることから、娘さんたちも病気のことは理解しているでしょう。娘さんたちにも糖尿病や食事療法、Dさんの現状について知っていただいて、時々、声をかけてもらうくらいなら、退院後の食事療法の継続には効果が期待できるのではないかしら。一緒に住んでいなくても、行き来のある家族であり、Dさんのことを大切に思っている娘さんたちですからね。

> 家族への指導って、奥さんにしなきゃと思っていたけど、その家族の歴史や家族の関係性に視点を拡大することで、その行動の理解や解決の方向性が見えたりするんですね。
> ちょっと、わかったかな・・・・

○ 事例のジェノグラムとエコマップを書いてみると

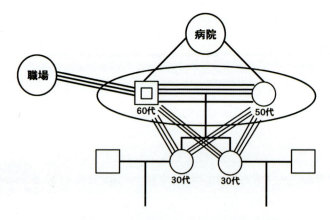

図11　Dさん家族のジェノグラムとエコマップ

〇新人看護師とベテラン看護師のやり取りから理論ごとにまとめてみよう
～家族システム論～

　妻は、看護師からの再度の指導にもかかわらず、差し入れを繰り返しているが、これは妻の認識が不足しているからだろうか？　家族システムには、内外の変化に対応して安定状態を保とうとする恒常性という特性がある。この特性を考慮すると、入院前から妻は夫のために好物を用意していたことが考えられる。たとえ指導に対する理解が良好であっても、普段通りの生活を送ろうとするのが家族である。家族看護では、家族システムの特性を考慮した上で家族をアセスメントし、援助方法を検討していくことが必要である。

～家族発達理論～

　Ｄさん夫婦のライフサイクルは、ステージ５であると考えられる。ステージ５の家族発達課題は、「２人だけの夫婦システムとして調整し直す」ことや「成長した子どもと親が大人としての関係を築く」などである。

　夫婦と独立した子どもとの関係についての情報は十分でないが、実家や面会に訪れていることから、関係性は良いと考えられる。次の段階への移行期ではないため、発達的危機に陥る可能性は低いと考えられる。

～家族ストレス対処モデル～

　Ｄさんが入院となったことで、妻は何かしらの影響を受けていると考えられる。Ｄさんの入院や病気について、Ｄさんと妻がどのように認識しているのかは情報不足である。妻はＤさんへの差し入れを繰り返しており、普段通り、夫の好物を用意することで、Ｄさんが入院となった現実に対処しているのかもしれない。しかし、Ｄさんの症状は安定していないため、有効な対処行動はとられていないと考えられる。

　現段階では、家族内資源である娘たちをＤさん夫婦は資源として認識していない。娘たちを資源とし、対処行動をとることができれば、この家族は危機を回避することができるであろう。

〜意思決定モデル〜

　Dさんと妻は、食生活の改善とインスリン自己注射導入の必要性を医師と看護師から説明されている。その状況やDさんの病状についてどのように認識しているのかは情報不足である。また、娘たちがその状況をどの程度理解しているか不明である。家族メンバーそれぞれの認識を確認し、今後、食生活を改善するために、家族にとって最善で現実的な目標を家族とともに考え、妥当な計画を立てるといった支援が必要となってくる。

〜役割モデル〜

　自営業を営むDさんは、家族を経済的に支える役割を担っており、家族の中心的な役割を果たしていたと考えられる。一方、専業主婦である妻は、家事や育児を担うなどし、夫を支える役割を果たしていたと考えられる。Dさんと妻は、食生活の改善とインスリン自己注射導入の必要性を医師と看護師から説明されていることから、Dさんは新しく病者、妻は糖尿病の疾病管理を支援する役割が追加された。この追加された役割を認知し規定していかなければならない。現段階では、それぞれの新たな役割の規定がまだできていない段階である。お互いが納得した上で、それぞれの役割を規定し、遂行している場合には、役割に関する問題や葛藤が生じることはない。今後、役割がどのように規定され、遂行していくかをアセスメントしていく必要がある。

○事例の家族の全体像をまとめると

　Dさんは、自営業を営んでおり、それを妻は支えながら、2人の娘を育ててきた。娘たちは独立し、それぞれが家族を持っている。Dさん夫婦は「2人だけの夫婦システムとして調整し直す」ことや「成長した子どもと親が大人としての関係を築く」という発達課題に取り組んでいる段階であると推察される。4人家族から夫婦2人の生活へ変化したことから、家族のバランスが変化し、調整している段階だったのであろう。Dさんの糖尿病は仕事の忙しさと家族サイクルの変化から管理が難しくなったことも考えられる。さらに、Dさんへの差し入れを繰り返す行動は、夫婦の歴史や関係性から推測していかなければならない。仮説としては、「妻がDさんの好物を食べたいという希望に逆らえないのかもしれない」「Dさんの希望を叶えてあげたいという思いが強いのかもしれない」「普段通りの生活を送ろうと対処しているのかもしれない」などが考えられる。そうではなく、「Dさん、妻ともに病気に対する正しい知識を得られていないのかもしれない」。これらは情報不足であり、確認していくことが必要である。

　いずれにせよ、Dさん、妻ともに現時点では有効な対処行動はとられておらず、家族全体での新しい対処行動が求められる。その際、看護師は、Dさんの食生活を改善するために、家族にとって最善で現実的な目標を家族とともに考え、妥当な計画を立てるといった支援が必要となってくる。Dさんの娘たちは、独立後も実家との関係を保っており、Dさんの病状を気にかけ面会にも来ていることから、関係性は良好であると考えられる。新しい対処行動を獲得するにあたり、2人の娘が資源となりうるため、その資源をDさん夫婦が認識し活用していくことにより対処が可能になると考えられる。

　上述のように家族の全体像には多くの推論や仮説を含む。不足の情報を収集し、これらの仮説を検証しながら、つまり、この家族から推論できることを確認していきながら、全体像を修正し発展させていくことが家族看護においては重要である。そして、ジェノグラムとエコマップも必要に応じて加筆・

修正を行っていくことが重要となる。事例のように、家族をシステムとして捉えることで、家族のもつ力に気付くことができるのである。

◉あなたの関わった家族のジェノグラム・エコマップを書いてみよう

おわりに

　最後までお付き合いいただきありがとうございました。
　家族看護がどのようなものか理解していただけましたでしょうか？
　皆様が実践している家族への支援も家族看護の一部分であることもお気づきになったと思います。
　そして、本書で書かれていることから、気づいたこと。つまり、家族を見る視点を少し変化させることで、今までとは違う家族の姿が見えてきたのではないでしょうか？　その家族理解が進めば、家族看護は十分に実践できます。
　明日からの家族看護実践に役立てていただければ幸いです。
　本書は、家族看護学を学ぶ最初のものであり、興味を持っていただければ、家族看護アセスメントモデルや介入モデルもあり、それらを用いてさらに深めていくことができます。皆様が家族看護を実践するのに役立つものですので、それらも参考にして下さい。

　本書を執筆したのは、家族支援専門看護師、大学院で家族看護学の学習を修了された方々です。特に家族支援専門看護師たちは、臨床現場で教育の役割を果たし、家族看護の質向上に貢献をしています。その経験を生かし、家族看護を学習する初めの一歩として、本書は作成しております。
　執筆者たちの思いを受け止め、家族看護学を皆様方と、ともに学び、ともに歩んでいきながら、家族看護を広げていければと思います。

中山　美由紀

〈 著者一覧 〉

阿川 勇太　　（大阪府立大学大学院 看護学研究科 博士前期課程）

浅井 桃子　　（兵庫県立こども病院　家族支援専門看護師）

井上 敦子　　（社会医療法人生長会 ベルランド総合病院 家族支援専門看護師）

清水 なつ美　（大阪府立大学大学院　看護学研究科　博士前期課程
　　　　　　　家族支援専門看護師コース修了）

永野 晶子　　（独立行政法人大阪労災病院
　　　　　　　大阪府立大学大学院　看護学研究科　博士前期課程
　　　　　　　家族支援専門看護師コース修了）

藤原 真弓　　（宗教法人在日本南プレスビテリアンミッション淀川キリスト教病院
　　　　　　　家族支援専門看護師）

山内 文　　　（地方独立行政法人大阪府立病院機構 大阪母子医療センター
　　　　　　　家族支援専門看護師）

米田 愛　　　（兵庫県立尼崎総合医療センター　家族支援専門看護師）

中山 美由紀　（大阪府立大学大学院 看護学研究科 家族支援看護学領域
　　　　　　　家族看護学分野 教授）

〈 編集者一覧 〉

山口 望　　　（大阪府立大学大学院 看護学研究科 博士前期課程）

藤野 崇　　　（近畿大学医学部附属病院　家族支援専門看護師）

中山 美由紀　（大阪府立大学大学院 看護学研究科 家族支援看護学領域
　　　　　　　家族看護学分野 教授）

〈 イラスト 〉

中村 笑子

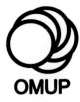

OMUPの由来

大阪公立大学共同出版会（略称OMUP）は新たな千年紀のスタートともに大阪南部に位置する5公立大学、すなわち大阪市立大学、大阪府立大学、大阪女子大学、大阪府立看護大学ならびに大阪府立看護大学医療技術短期大学部を構成する教授を中心に設立された学術出版会である。なお府立関係の大学は2005年4月に統合され、本出版会も大阪市立、大阪府立両大学から構成されることになった。また、2006年からは特定非営利活動法人（NPO）として活動している。

Osaka Municipal Universities Press (OMUP) was established in new millennium as an association for academic publications by professors of five municipal universities, namely Osaka City University, Osaka Prefecture University, Osaka Womens's University, Osaka Prefectural College of Nursing and Osaka Prefectural College of Health Sciences that all located in southern part of Osaka. Above prefectural Universities united into OPU on April in 2005. Therefore OMUP is consisted of two Universities, OCU and OPU. OMUP has been renovated to be a non-profit organization in Japan since 2006.

はじめてみよう！　家族看護

2018年3月31日　初版第1刷発行

編著者　中山美由紀
発行者　足立泰二
発行所　大阪公立大学共同出版会（OMUP）
　　　　〒599-8531　大阪府堺市中区学園町1－1
　　　　大阪府立大学内
　　　　TEL　072（251）6533
　　　　FAX　072（254）9539
印刷所　株式会社国際印刷出版研究所

©2018 by Miyuki Nakayama. Printed in Japan
ISBN978-4-907209-79-7